Willkommen, kleiner Schatz!

Irmgard Erath

GROH

Wie ein Sonnenstrahl

kommst du in unsere Welt,
bringst Licht und Wärme, Freude und Glück.

für ______________________________

von ______________________________

Willkommen, kleiner Schatz!

Willkommen auf dieser Welt
mit ihrer Schönheit
und ihren Geheimnissen,
mit all ihren kleinen
und großen Wundern.

Willkommen auf deinem Weg
in dieses große, schöne Abenteuer,
das im Augenblick deiner Geburt
begonnen hat: dein Leben.

Mit jedem neugeborenen Kind
wird die Welt ein Stück reicher.

Silke Mors

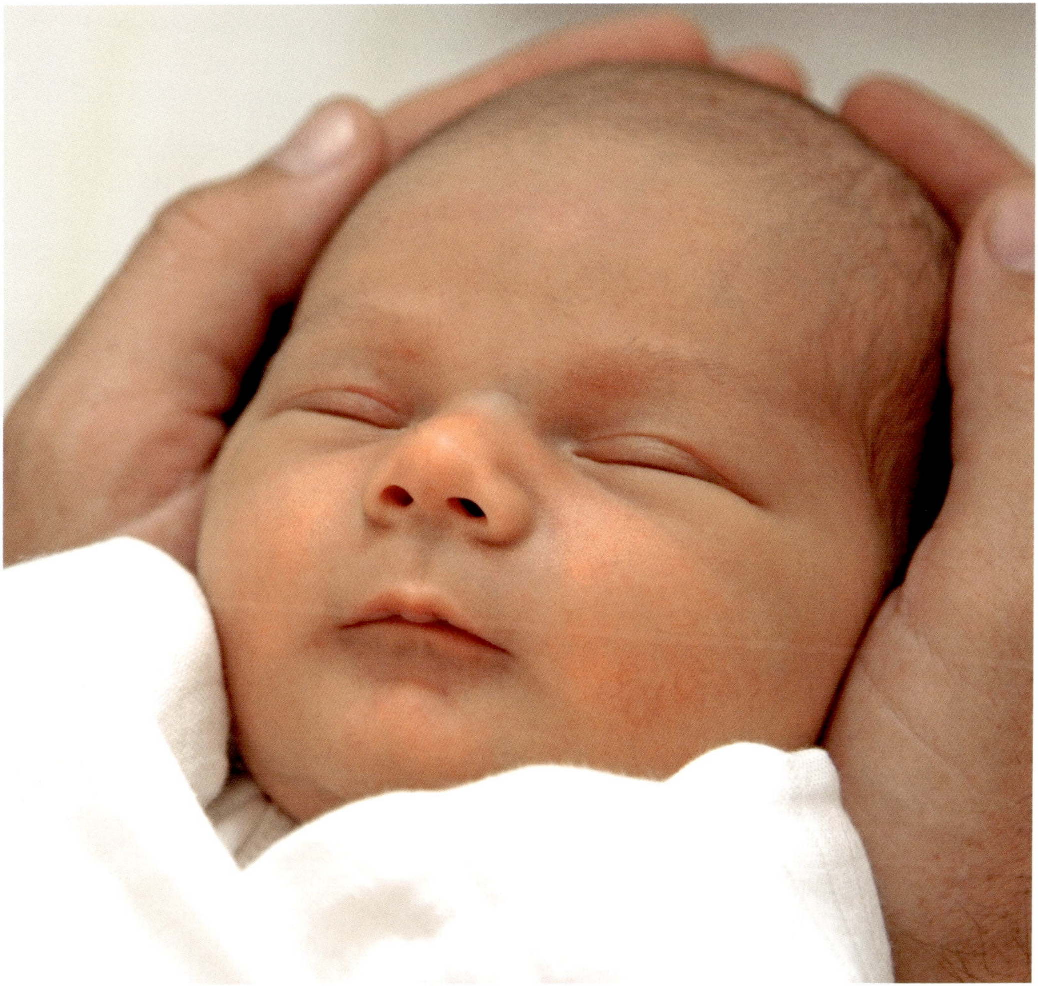

Du bist ein Wunder

für die Menschen,
die dich herbeigesehnt
und freudig erwartet haben.

Du bist ein Wunder für die Menschen,
die dich in die Arme nehmen
und dich von Herzen lieben.

Du bist für sie ein Wunder,
das einen Namen hat:
deinen Namen.

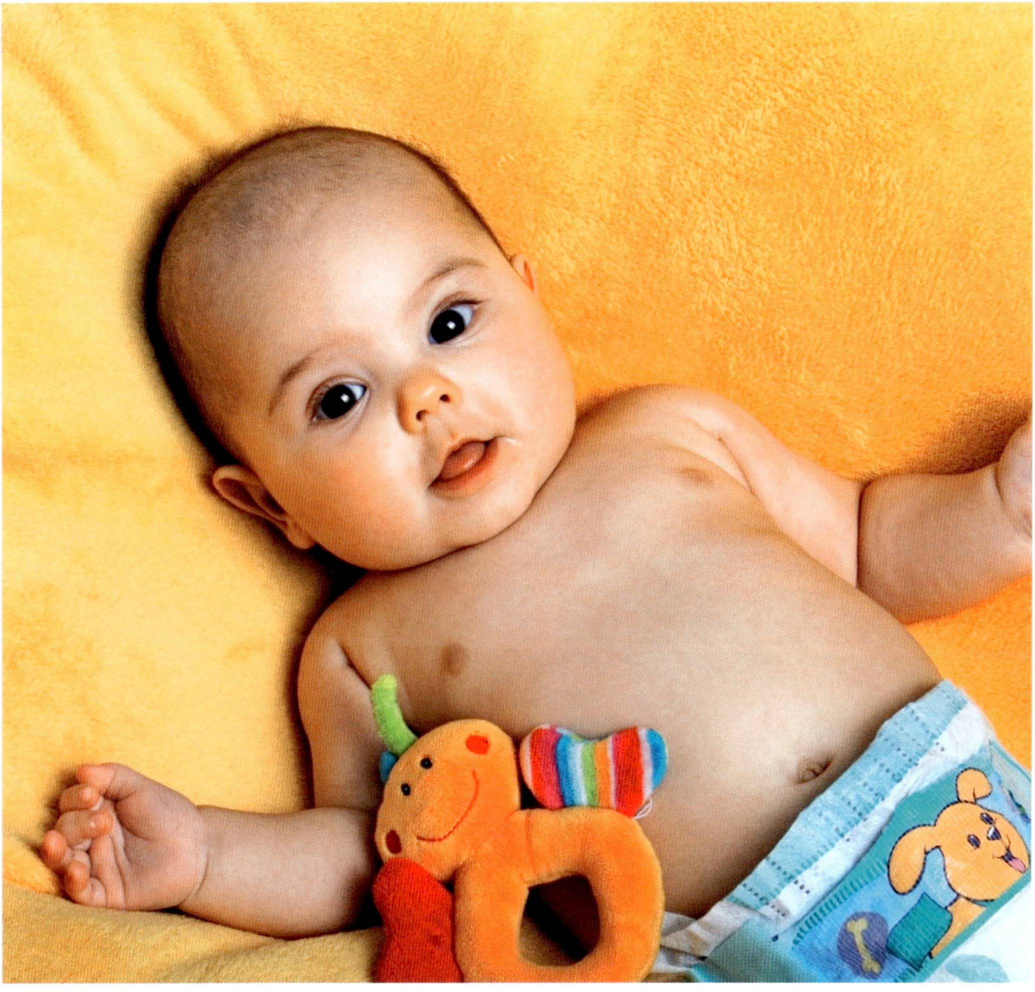

Du bist ein Geschenk

Ein Geschenk der Liebe.
Ein Geschenk des Lebens.
Ein Geschenk des Himmels.

Du bist ein Geschenk,
das die Freude
die Zärtlichkeit
die Dankbarkeit
neu erwachen lässt.

Kinder sind eine Brücke zum Himmel.

aus Persien

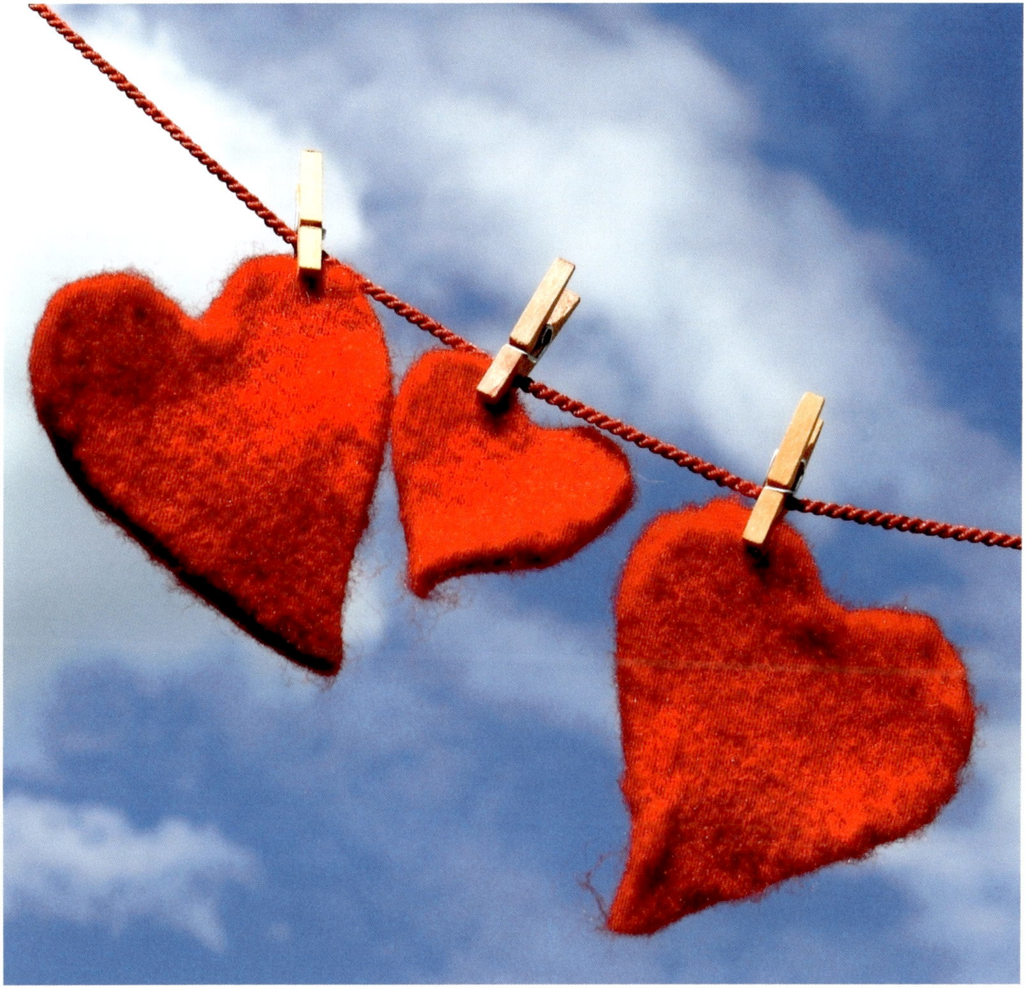

Deine Augen,

die so erwartungsvoll strahlen,

Deine Ohren,
die auf den leisesten Laut reagieren.

Deine Händchen,
die neugierig nach allem greifen,
an dem sie sich halten können.

Deine Füßchen,
die schon die Welt erkunden wollen,
noch ehe sie Boden berührt haben.

Dein Lächeln,
das die Menschen bezaubert …

Das alles ist ein einziges Wunder.
Das alles bist du.

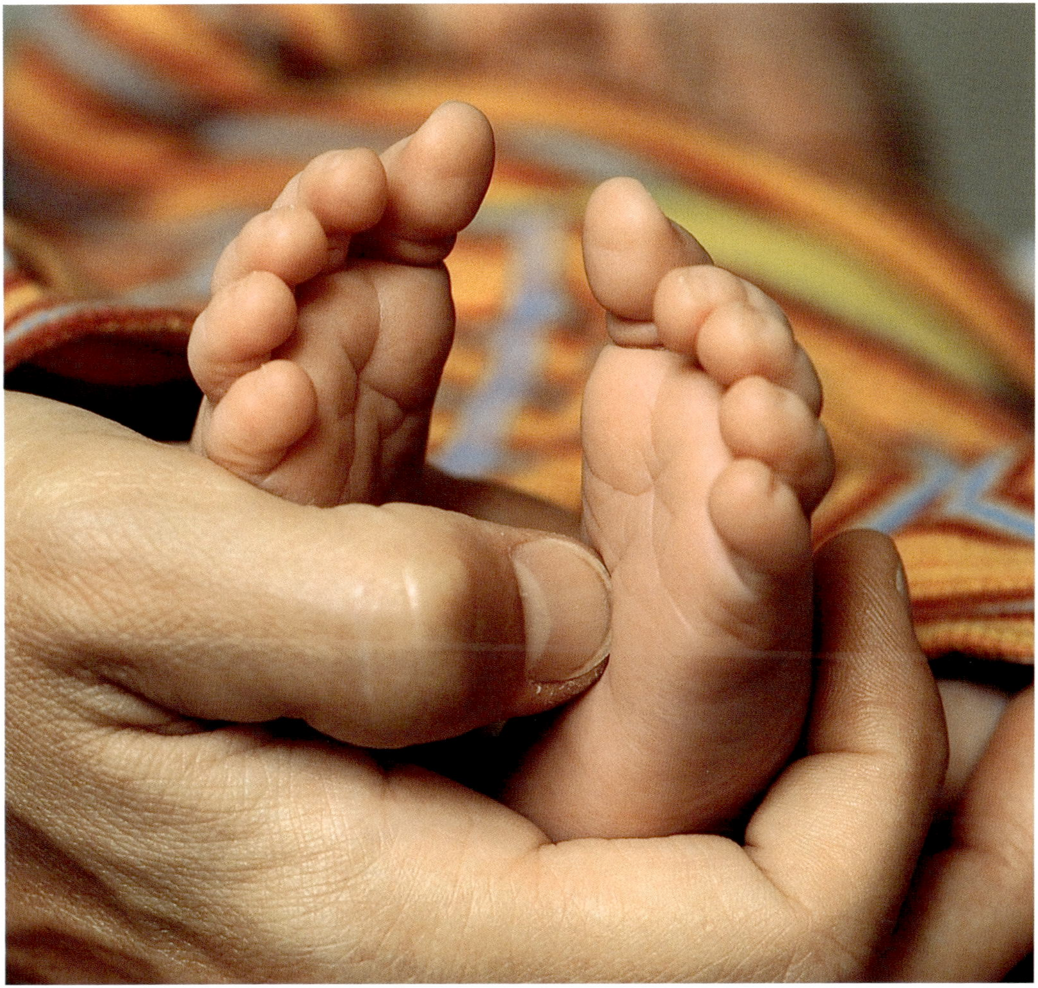

Deine ersten Tränchen sind getrocknet,

und dein erster Blick hat das
Herz deiner Eltern berührt.

Bald kommt dein erstes Zähnchen,
sprichst du dein erstes Wort,
machst du deinen ersten Schritt ...

Jeder neue Tag mit dir ist ein Erlebnis
für alle Menschen, die dich lieb haben
und dich dabei begleiten.

Kleine Kinder – ihr bloßes Dasein
verwandelt das Leben zum Fest.

Zenta Maurina

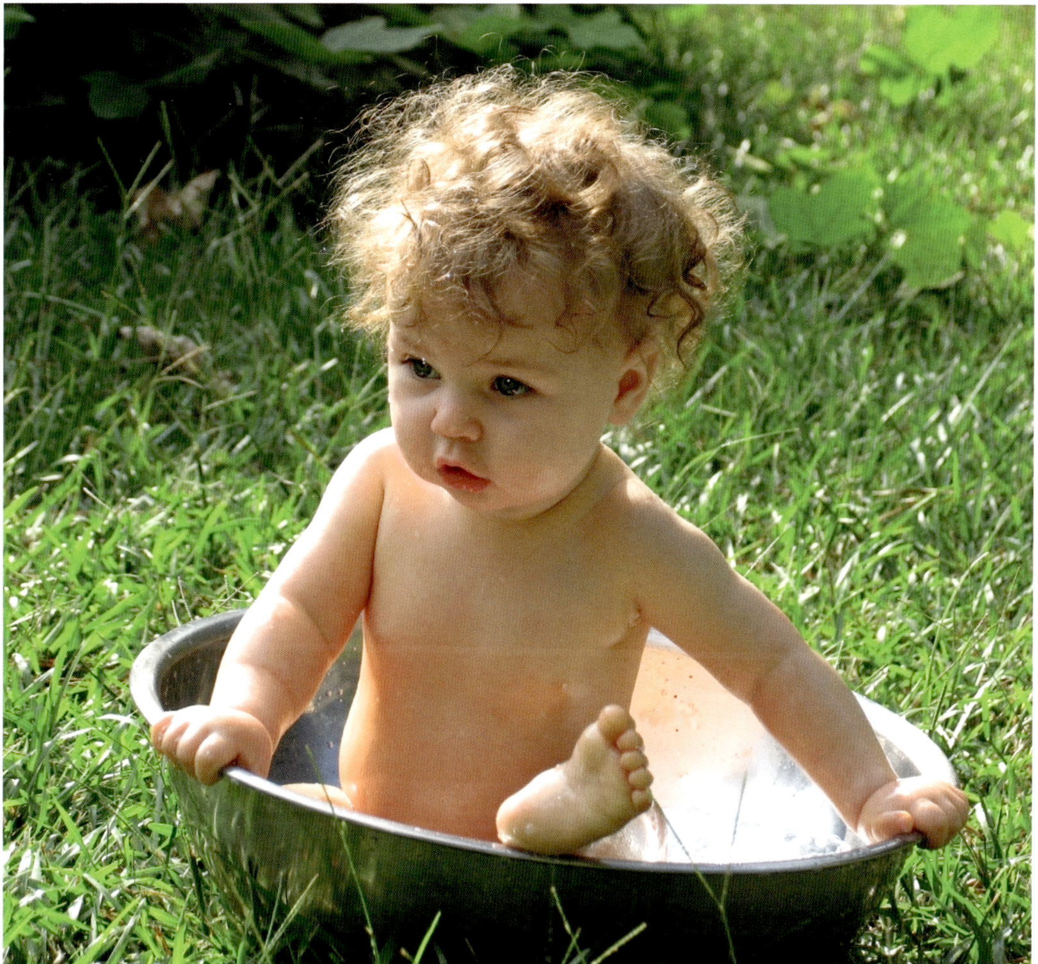

Du siehst die Erwachsenen an

voller Staunen
voller Erwartung
voller Lebensfreude.

Später siehst du ihnen zu
voller Neugier
voller Wissensdurst
voller Nachahmungslust.

Du möchtest vieles von ihnen lernen.
Ich wünsche dir,
dass sie dir das Vorbild sein können,
das du in ihnen suchen wirst.

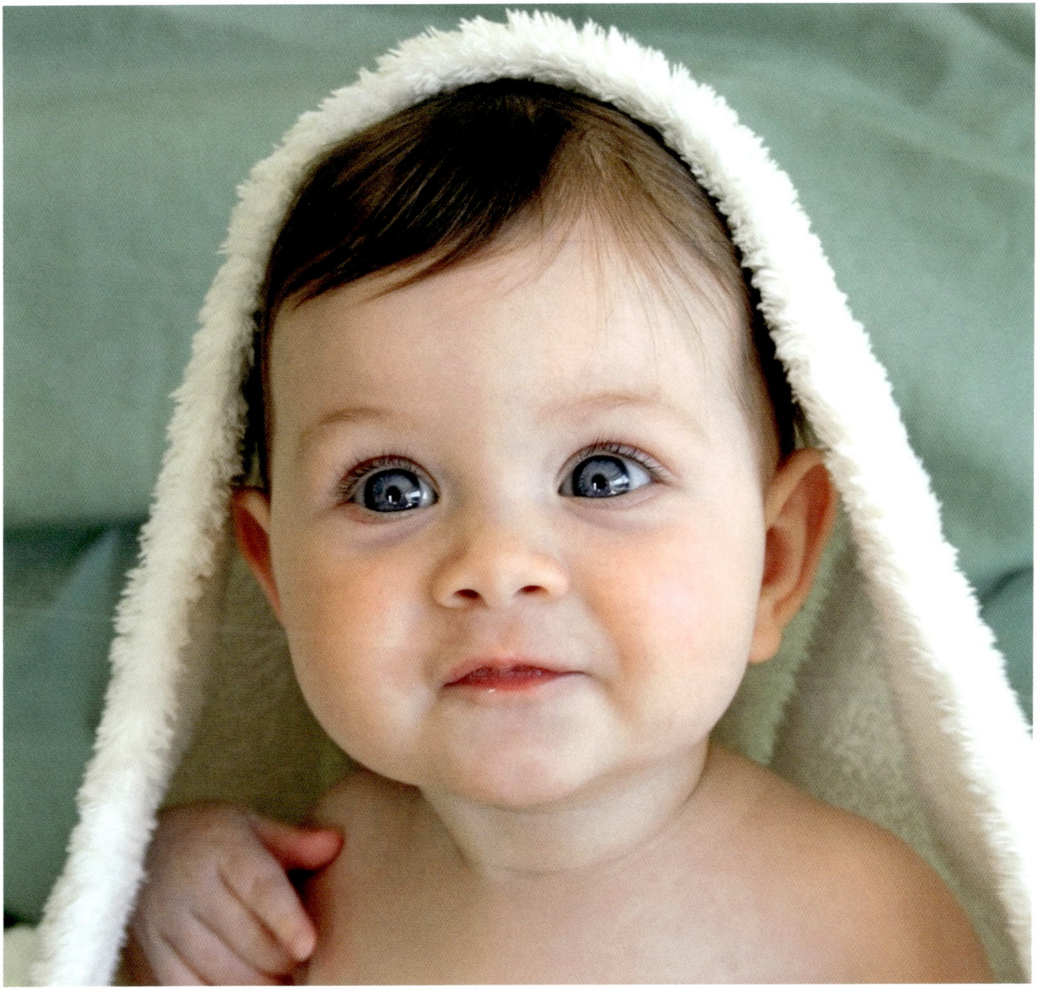

Deine ersten Schritte ins Leben

werden klein und unsicher sein.
Manchmal wirst du Mühe haben,
den Schritten der Erwachsenen zu folgen.

Ich wünsche dir,
dass sie beim Anblick deiner kleinen Schritte
immer wieder daran erinnert werden:
Alles Schöne und Wichtige im Leben
muss ganz behutsam beginnen.

Ich wünsche dir,
dass sie sich Zeit nehmen für dich
und dir in den ersten Jahren deines Lebens
viel Halt und Geborgenheit geben.

Das schönste Geschenk für Kinder ist, für sie Zeit zu haben.

Silke Mors

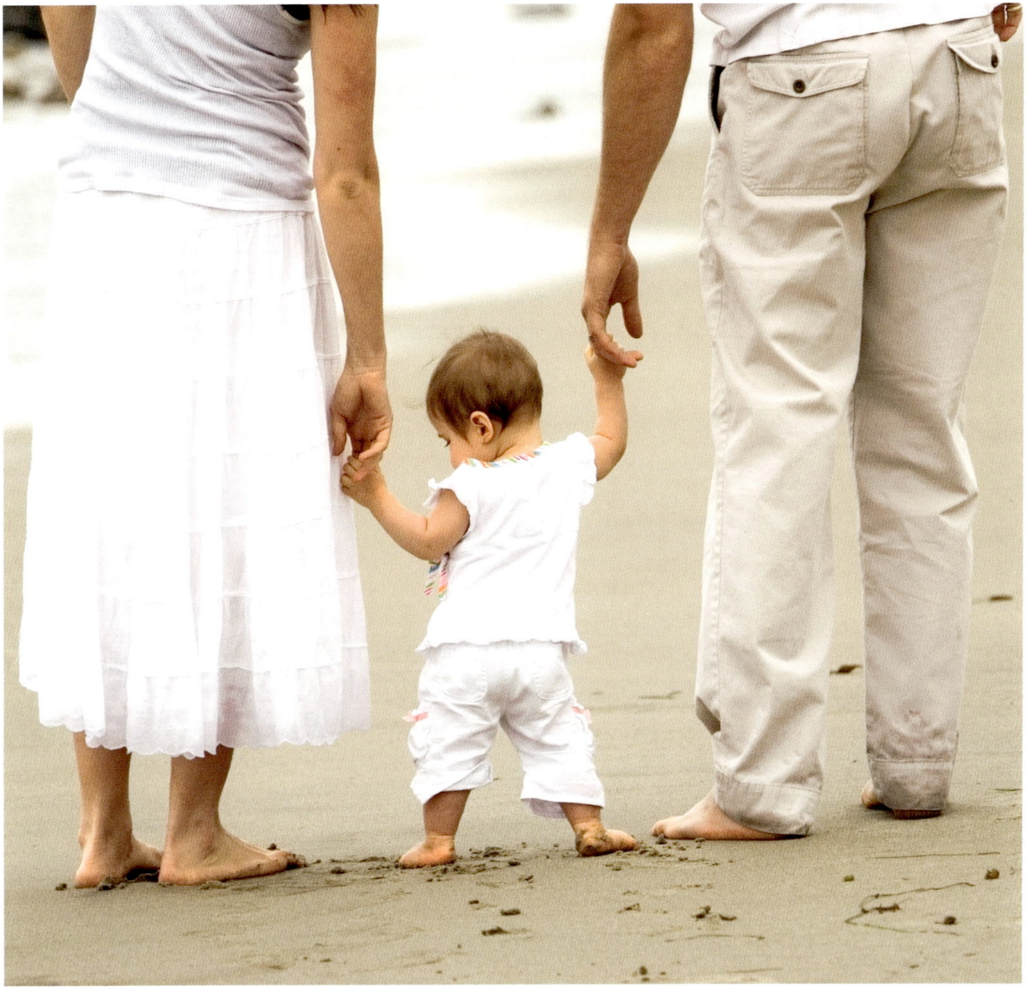

Wie viel Sehnsucht ist in deinem Innersten verborgen,

Sehnsucht nach Zärtlichkeit und Geborgenheit,
nach Freude und Glück,
nach Freiheit und Liebe.

Bewahre dir diese Sehnsucht auch dann,
wenn dir das Gefühl der Geborgenheit fehlt
oder Traurigkeit dich erfüllt,
wenn das Glück auf sich warten lässt
oder wenn du glaubst,
von niemandem geliebt zu sein.

Vertrau ganz fest darauf:
Es gibt Menschen, die für dich da sind,
die dich lieben und auf die du dich verlassen kannst.

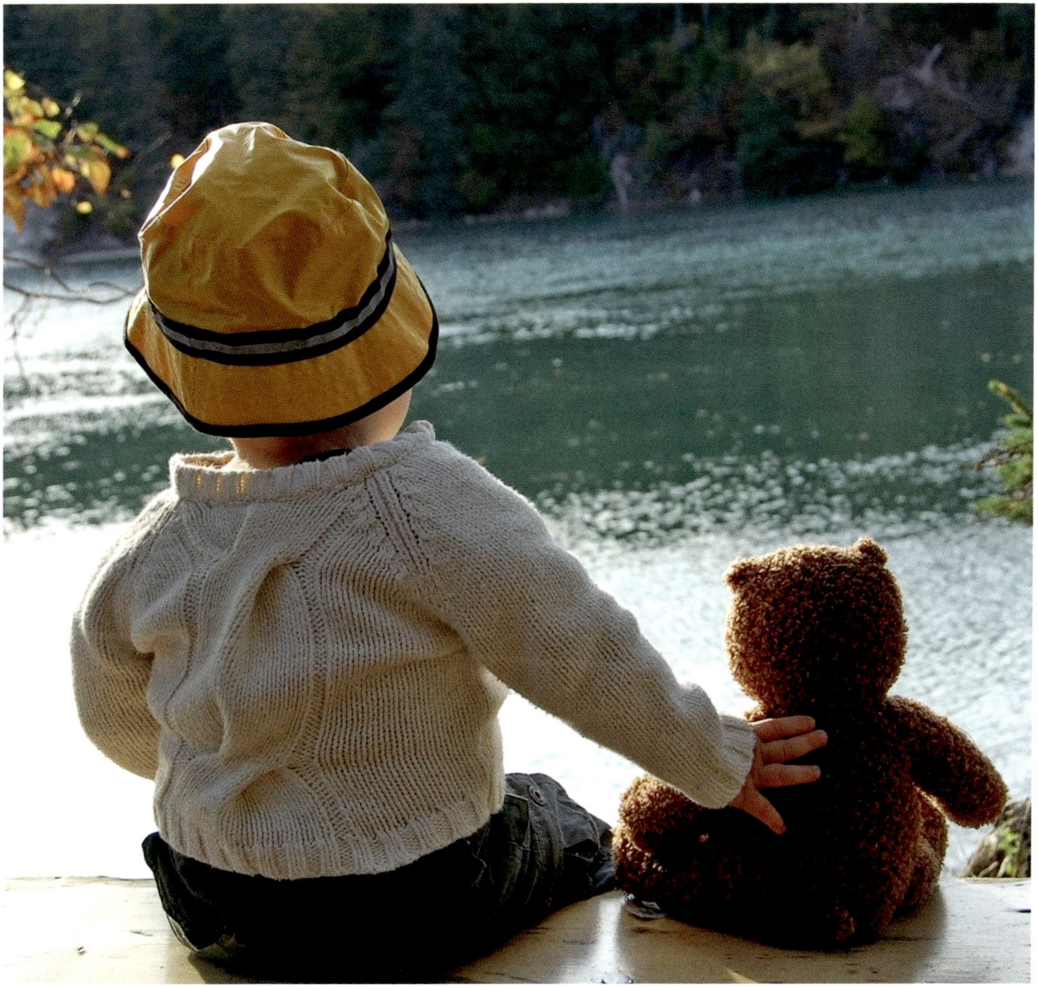

Deine Eltern schenken dir

ihre Zärtlichkeit
ihre Geduld
ihre Fürsorge
ihre ganze Liebe.

Du schenkst ihnen dafür
dein Staunen
dein Lächeln
deine Freude
dein absolutes Vertrauen.

Nur die Liebe lässt Vertrauen wachsen.

Peter Ganzert

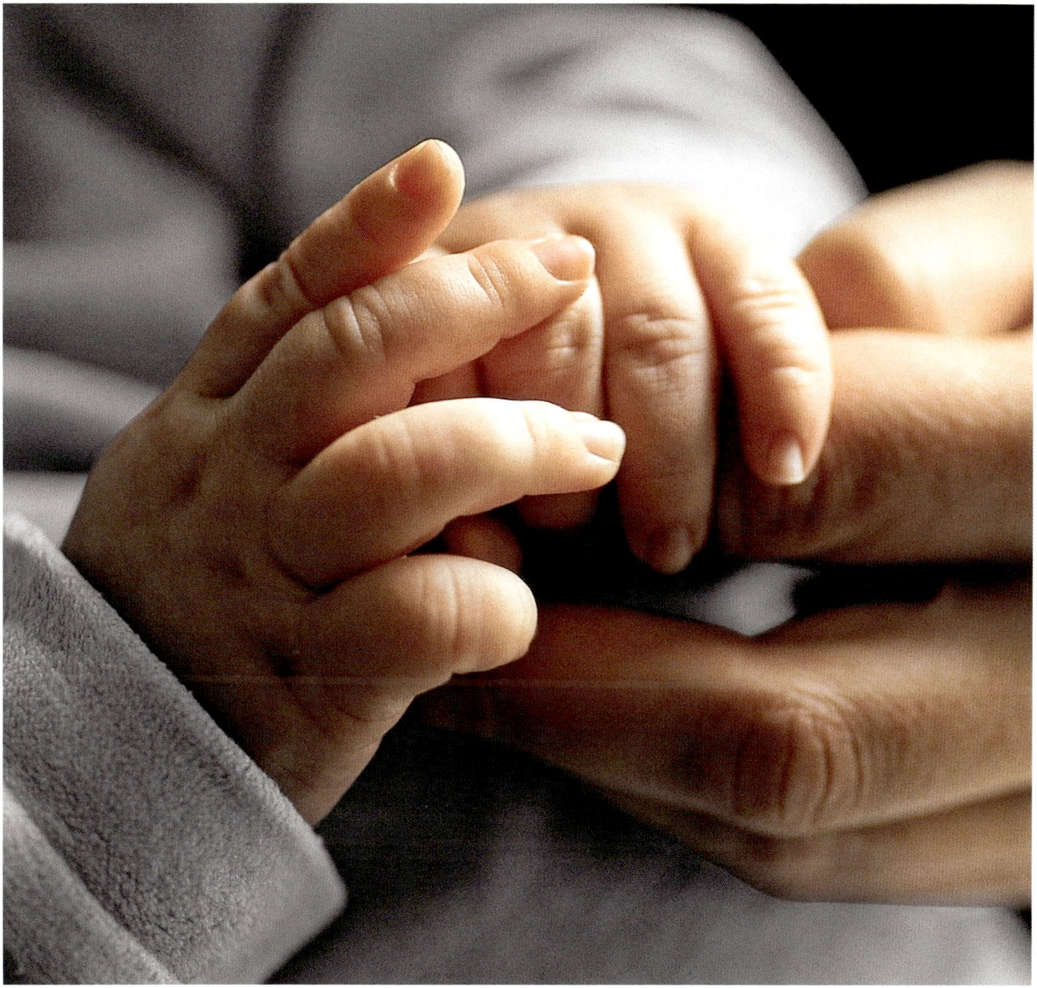

So klein und zart

bist du hineingelegt
in die Arme deiner Eltern,
in die Mitte deiner Familie,
in das Geschehen dieser Welt.

Du wirst wachsen, und mit dir werden auch
die Anforderungen des Lebens größer werden:
an dich
an deine Liebe
an dein Vertrauen
an deine Geduld.

So wirst du auch innerlich
wachsen und reifen.

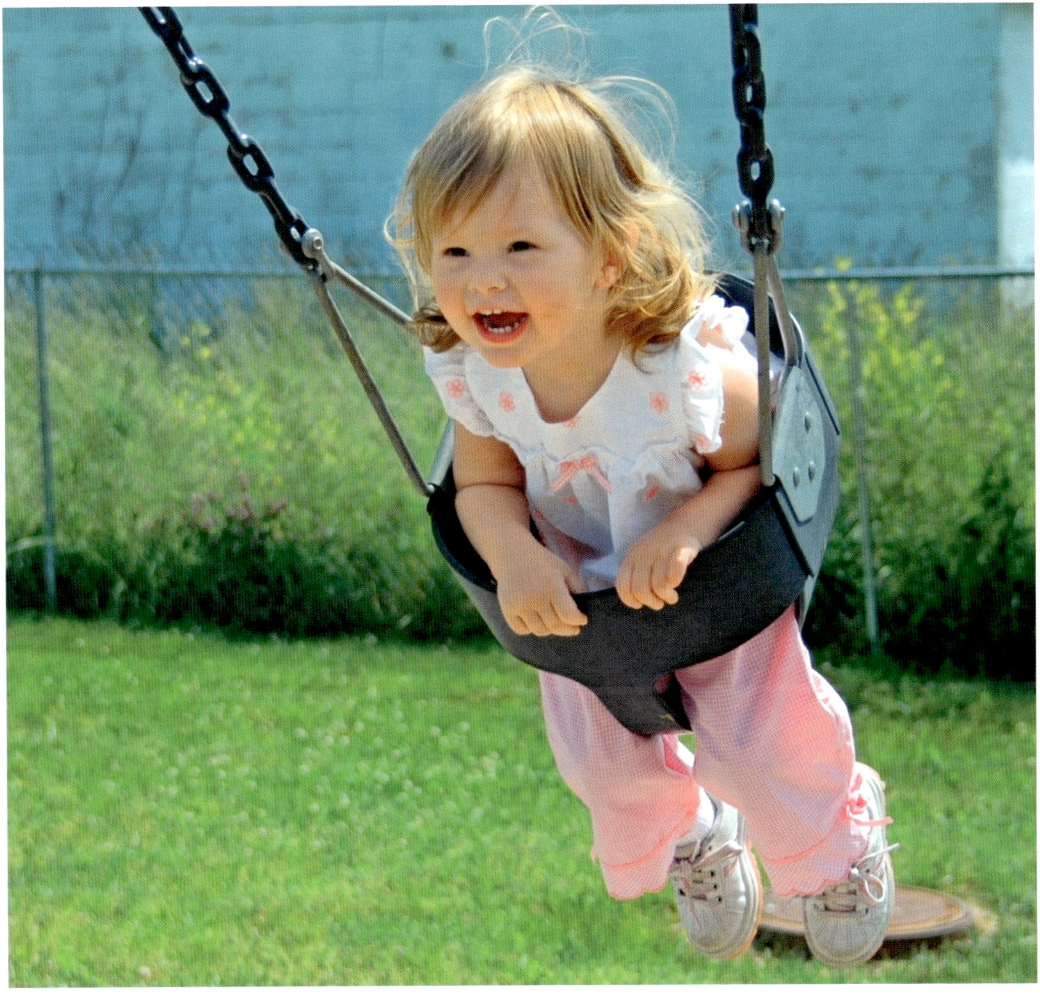

Du schaust umher …

manchmal strahlend,
manchmal traurig,
manchmal voller Erwartung
und Lebensfreude.

Gerade so, als wüsstest du jetzt schon
von all der Traurigkeit und der Not,
die es in der Welt gibt.
Aber auch von all dem Schönen,
das dich erwartet,
und von der Freude,
die das Leben bereithalten kann.

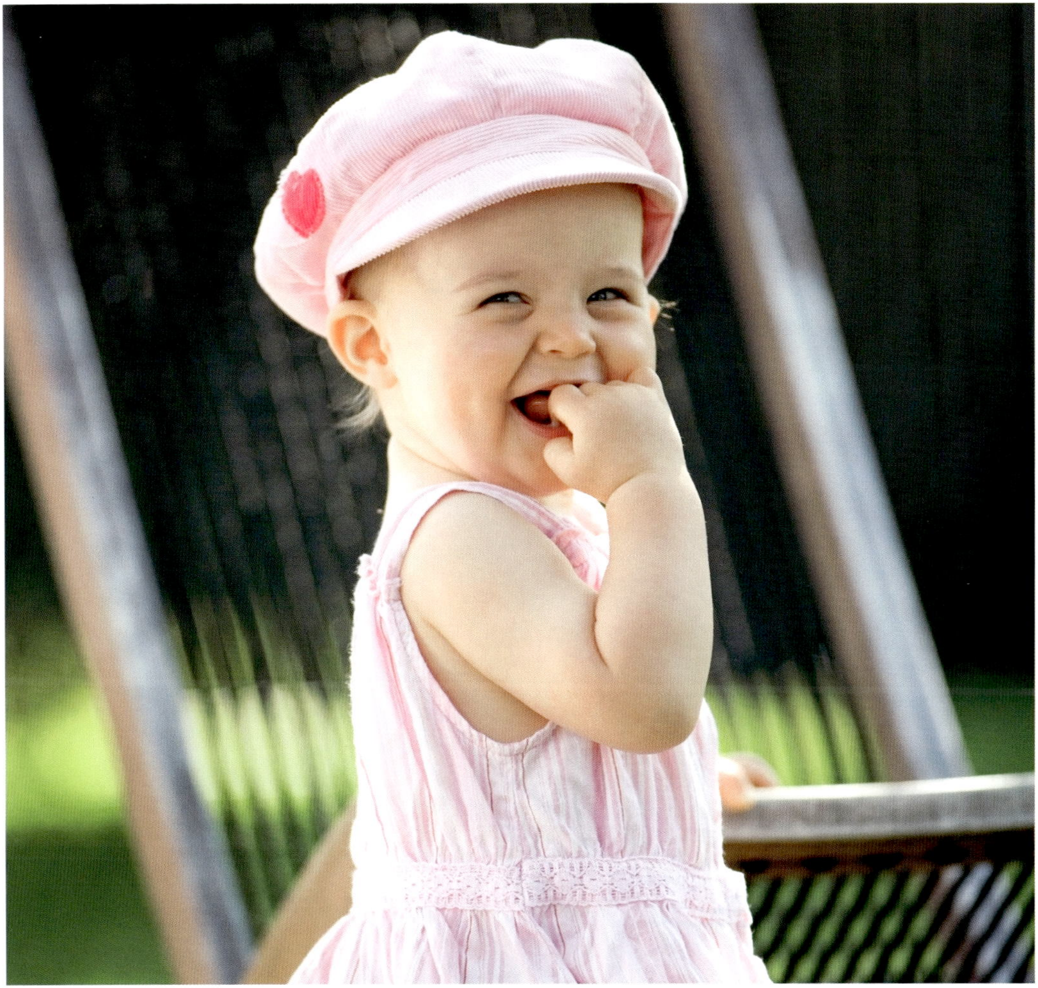

Deine Eltern haben JA gesagt,

JA zum Leben,
JA zu dir und der Freude,
dich in den Armen halten zu dürfen.

Aber sie haben auch JA gesagt
zu allem Bangen um dich,
um dein Glück.

Deine Eltern haben JA zu dir gesagt,
voller Zuversicht, dass du
im Schutz ihrer Liebe und Fürsorge
eine schöne Kindheit erleben wirst.
Dass du deinen Weg in die Zukunft finden
und von Herzen glücklich werden kannst.

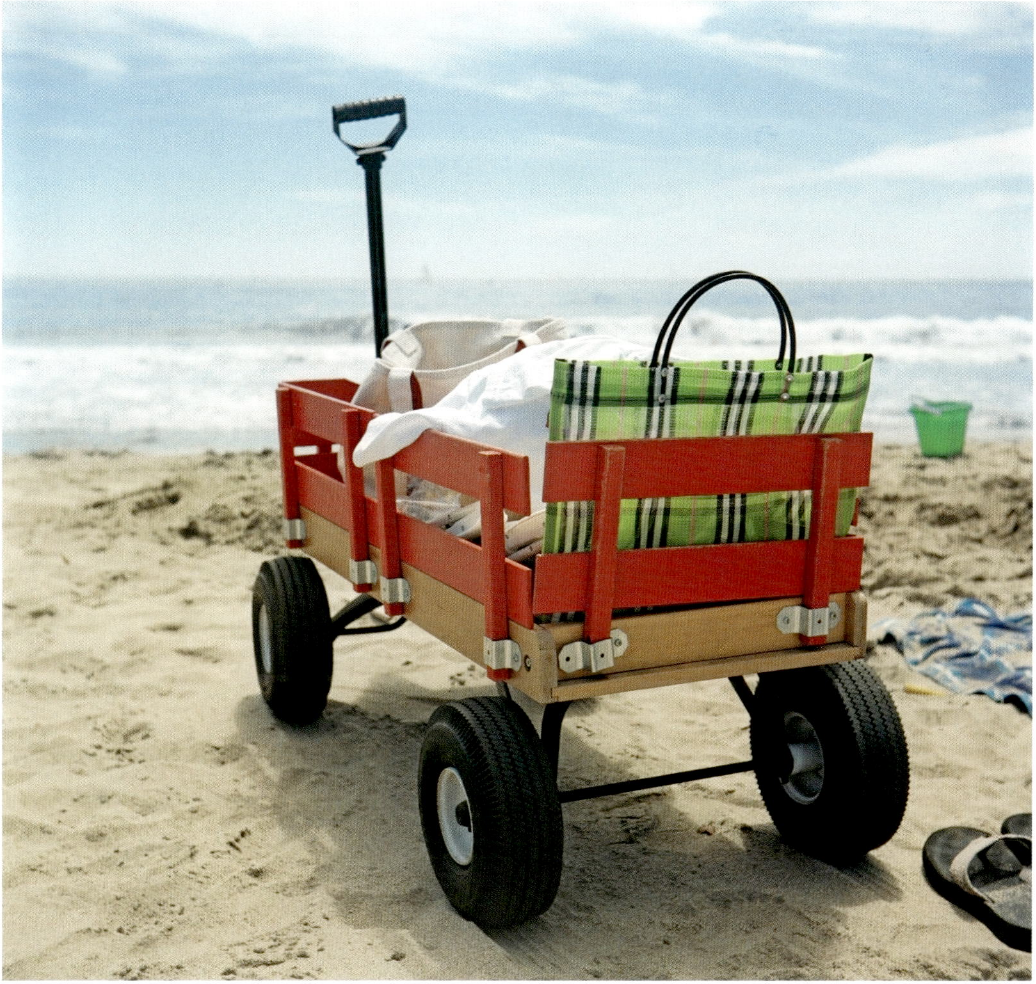

Du wirst es nicht immer leicht haben

mit den Großen,
mit den so ganz und gar Erwachsenen.

Wenn sie viele Worte machen
und selbst bei Sonnenschein nicht gut gelaunt sind.
Wenn sie mehr versprechen, als sie halten können.
Wenn sie einfach alles besser wissen
und oft zu wenig Zeit haben:

Dann verlier nicht deinen Mut.
Drücke beide Augen zu und denke daran:
Auch die Erwachsenen sind nicht so vollkommen,
wie sie gerne sein möchten.

Ein Kind ist weit klüger und
weiser als ein Erwachsener.

Novalis

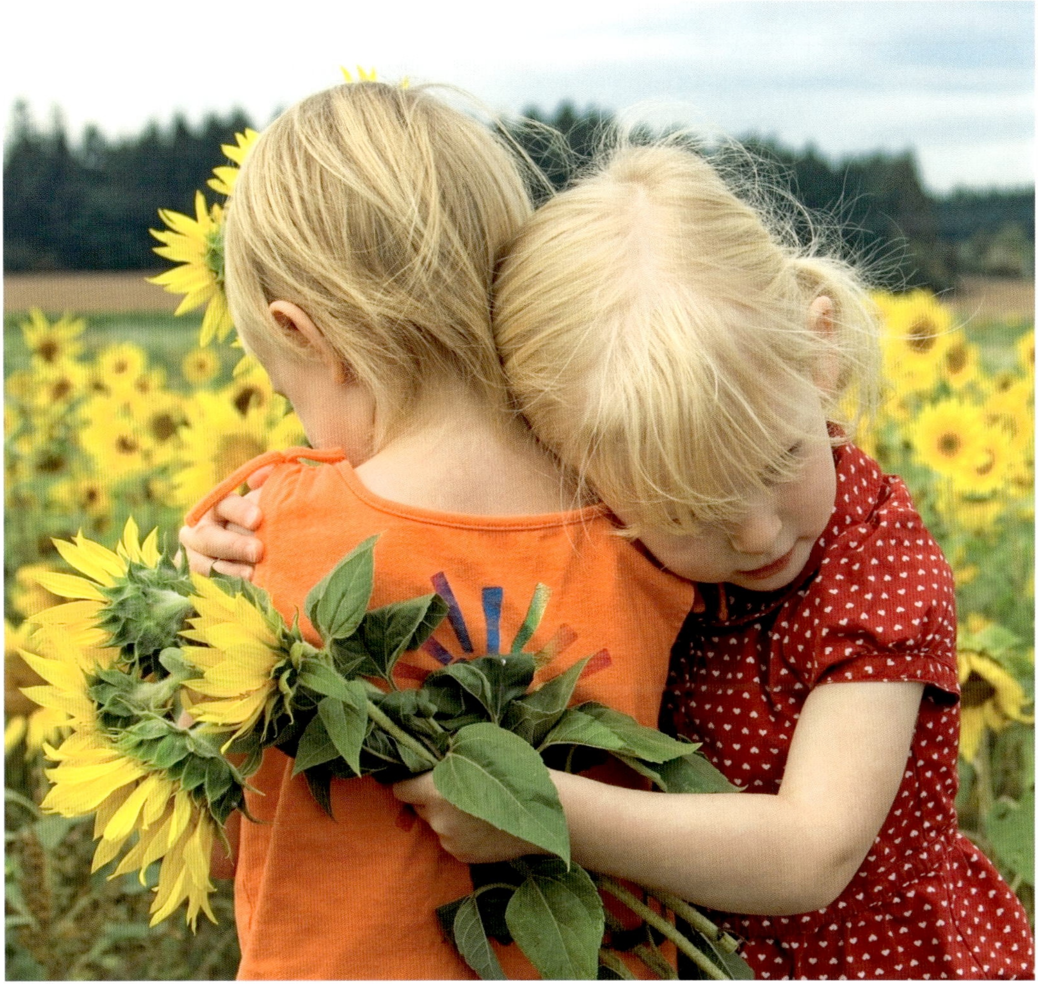

Kein Mensch auf dieser Welt

wird jemals den gleichen Weg gehen
oder dieselben Erfahrungen machen wie du.
Keiner wird den gleichen Schmerz empfinden
oder das Glück so erleben wie du.

Kein Mensch auf dieser Welt wird jemals
glauben wie du
hoffen wie du
lieben wie du.

Alles in deinem Leben
was immer du auch tust
was immer dir auch geschieht
ist einmalig.

Darum ist auch dein Leben etwas Einmaliges.
Darum bist es auch du.

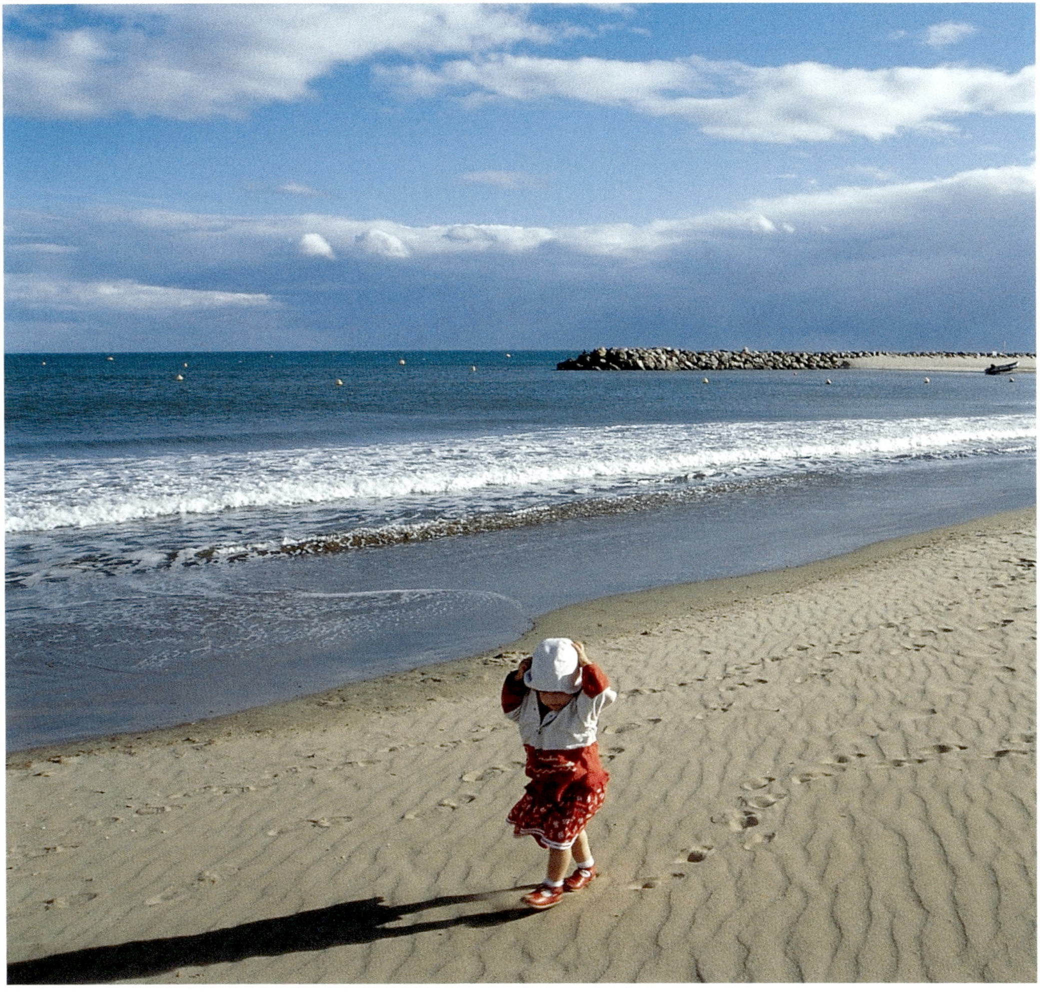

Du kannst nicht wie die Sonne sein,

aber du kannst wie sie viel Wärme schenken.
Wärme jene Menschen,
deren Herzen unter der Gleichgültigkeit
der anderen frieren.

Du kannst nicht wie die Blume sein.
Aber du kannst wie sie Freude bringen.
Freude in das Leben jener Menschen,
die sich alleine fühlen.

Du kannst nicht wie die Sterne sein.
Aber du kannst wie sie zu einem Licht werden.
Zu einem Licht für jene Menschen,
die sich danach sehnen.

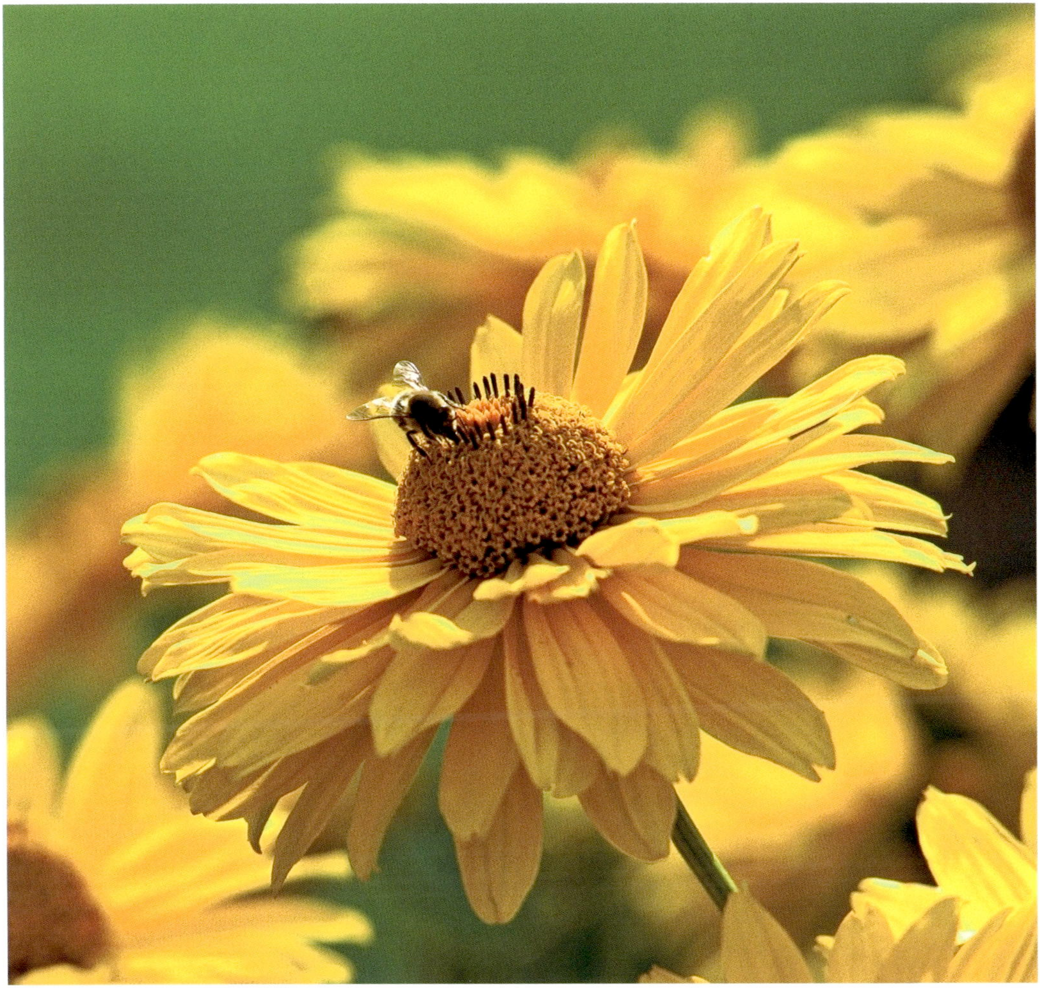

Ich wünsche dir,

dass du dir ein kindliches Herz bewahrst.

Dass du, so lange du lebst
immer etwas findest
über das du dich freuen kannst
auf das du hoffen
an das du glauben
das du lieben kannst.

Ein großer Mensch ist einer,
der sein Kinderherz bewahrt.

Mong Dsi

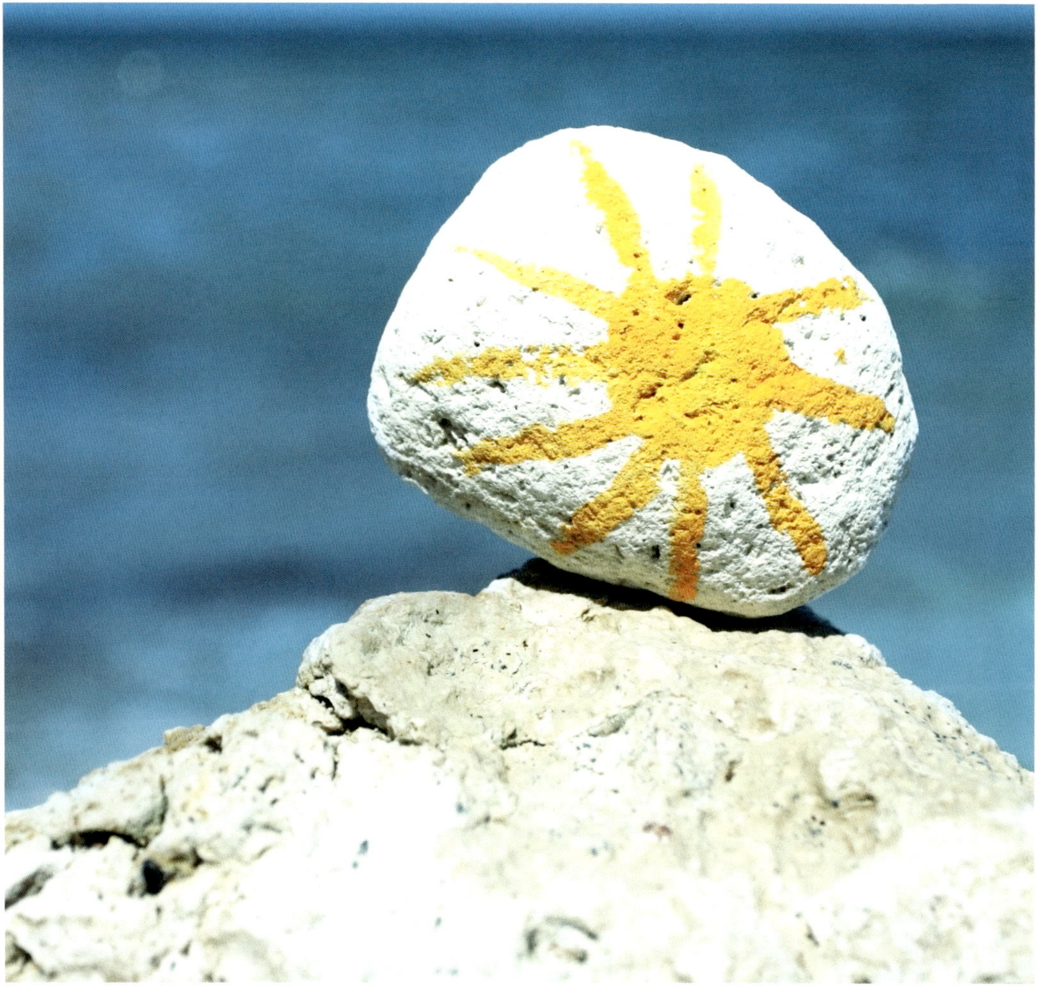

Du wirst sehen,

wie bunt das Leben sein kann
und wie hell und schön die Welt ist.

Aber es werden auch die Schatten nicht fehlen.
Nicht alle Erwartungen wirst du erfüllen können.
Manchmal wirst du einen Menschen enttäuschen
oder jemandem weh tun.

Ich wünsche dir,
dass du solche Erlebnisse
nicht nur als Versagen siehst,
sondern auch als Chance, daraus zu lernen.
Dann kann selbst ein Fehler
zu einer wertvollen Erfahrung für dich werden.

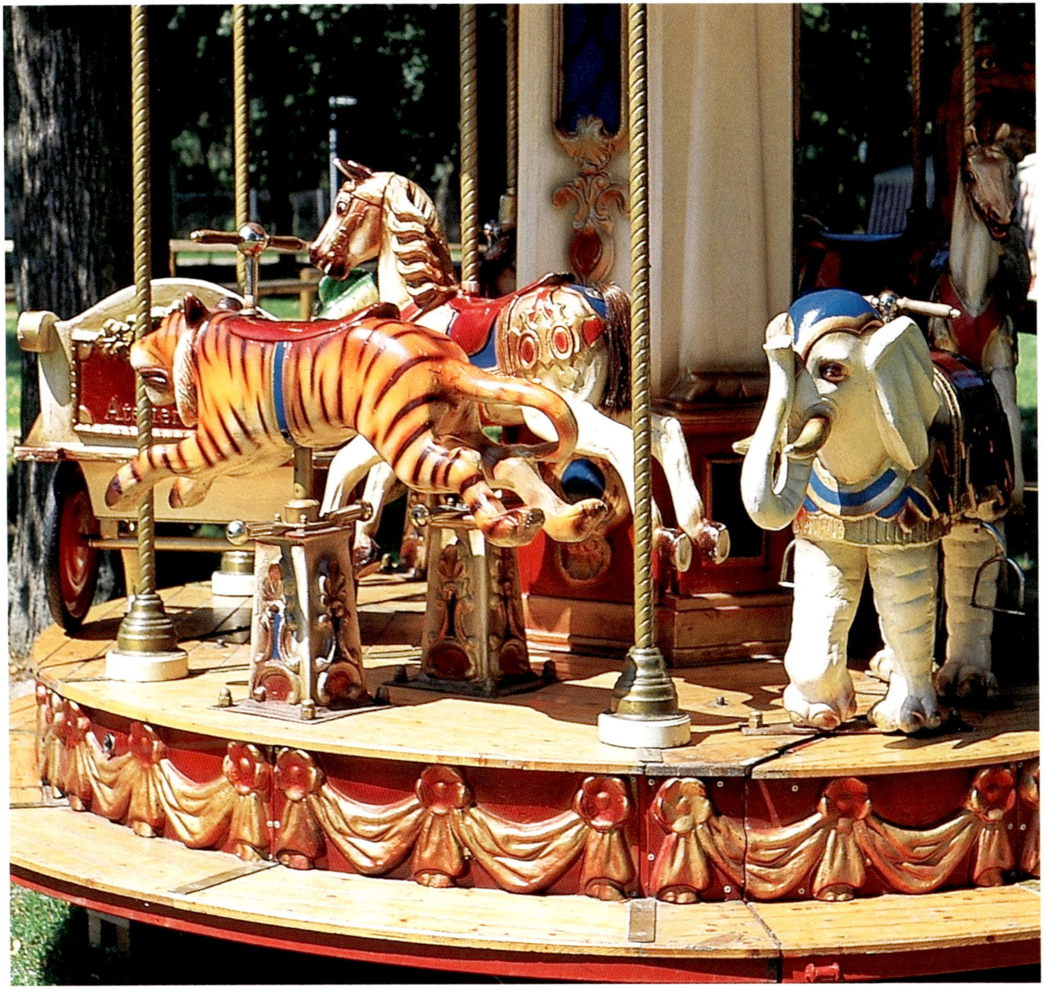

Die Liebe deiner Eltern ist etwas ganz Besonderes

Dein Herz ist noch klein,
und doch fühlt und erahnt es
ihre Kraft und Zärtlichkeit.
Lass dich von dieser Liebe
tragen und beschützen.

Denn sie ist immer da.
Auch dann, wenn du dich manchmal
allein gelassen oder von deinen
Eltern nicht verstanden fühlst.

Ihre Zuneigung ist stark und beständig.
Sie ist wie eine Quelle, aus der du
dein Vertrauen schöpfen kannst:
dein Vertrauen in dich selbst,
in die anderen, in das Leben.

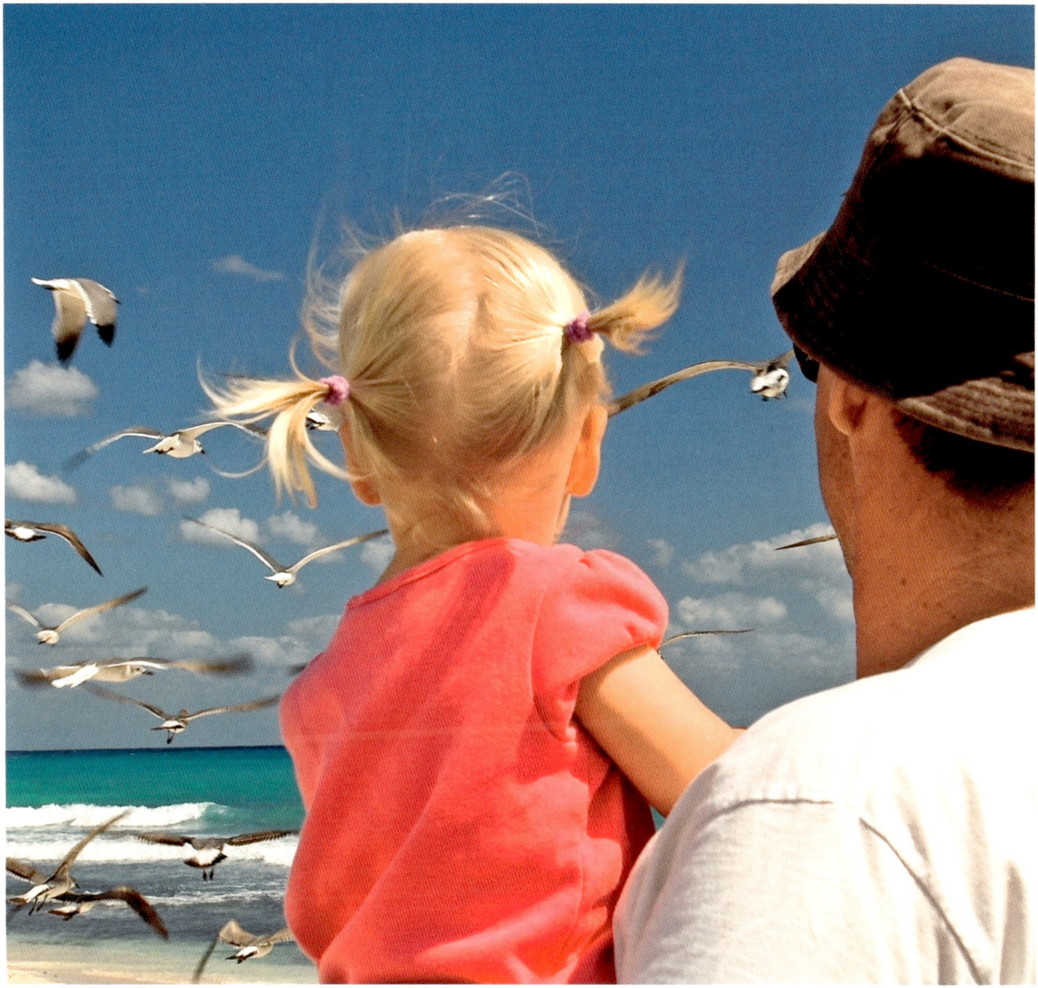

Ich wünsche dir,

dass die Liebe deiner Eltern
wie ein kleines Nest für dich sei,
in dem du Schutz und Wärme findest.

Ein kleines Nest,
von dem aus du die Welt erkunden
und eines Tages in die Freiheit
deines eigenen Lebens fliegen kannst.

Wenn die Kinder klein sind, gib ihnen Wurzeln.
Wenn sie groß sind, gib ihnen Flügel.

aus China

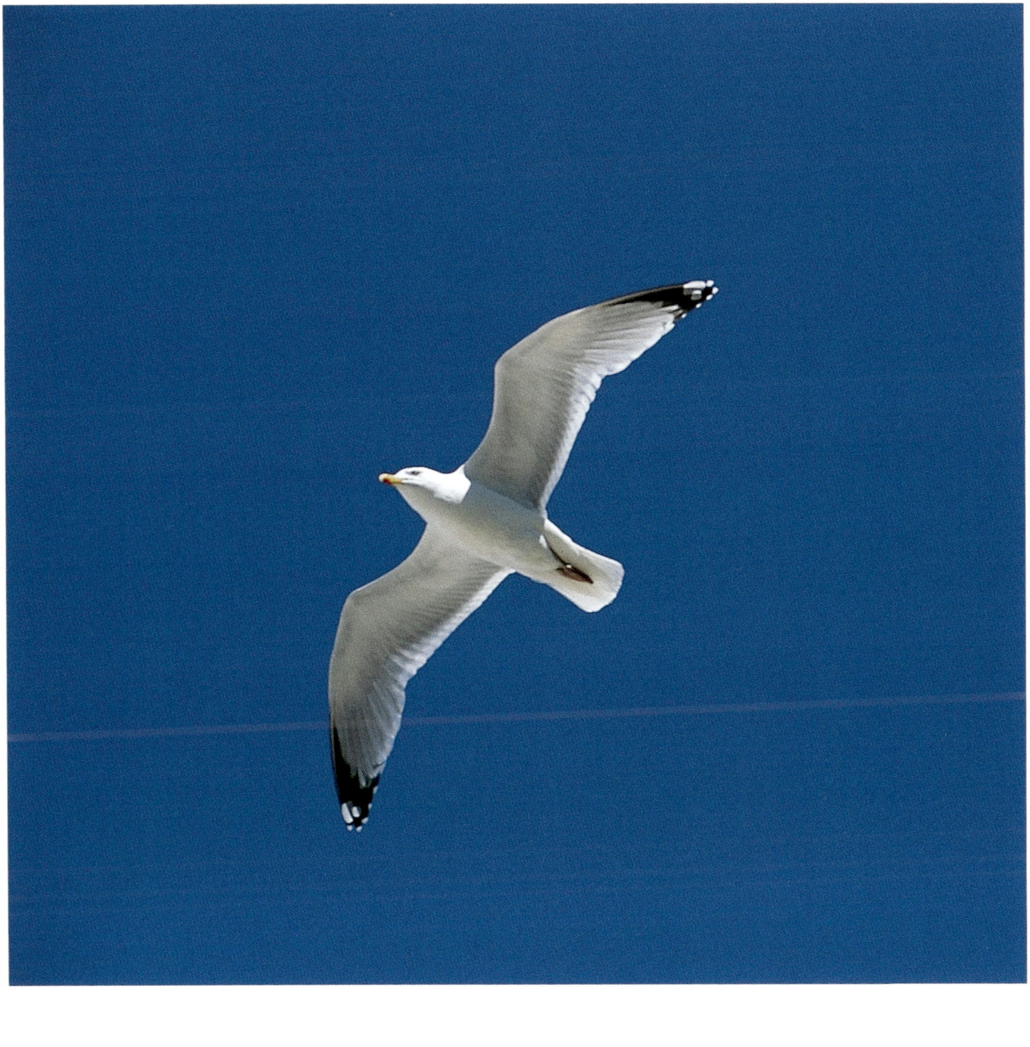

Ob du glücklich oder traurig bist,

ob du Höhen oder Tiefen erlebst:
Du wirst Menschen brauchen,
die dich lieben.
Die alles mit dir tragen,
die alles mit dir teilen.

Manchmal wirst du vergeblich auf Freunde warten.
Auf jemanden, der dir zuhört,
der deine Hand nimmt,
der sich mit dir freut,
der mit dir weint.

Ich wünsche dir,
dass du auch in solchen Zeiten
den Glauben an dich selbst
und an die anderen nicht verlierst.

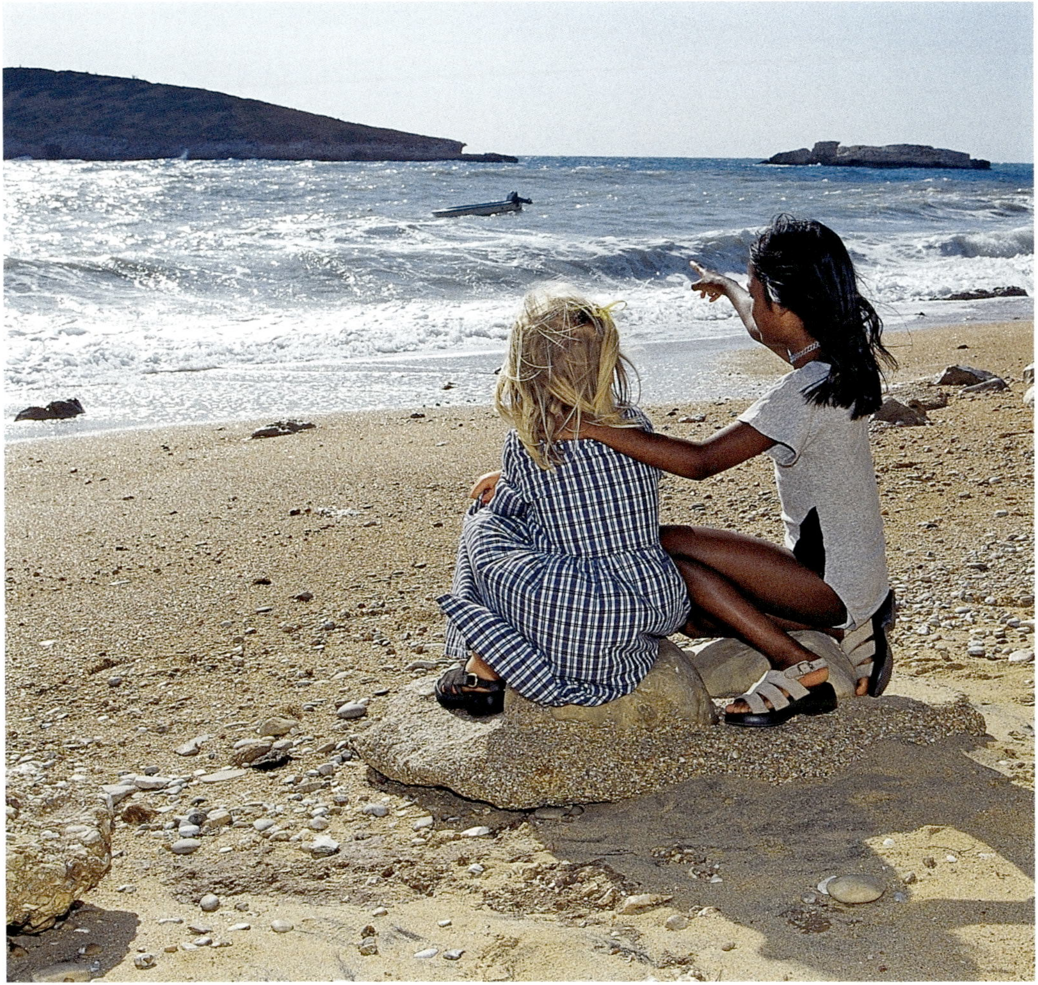

Dein ganzes Leben liegt vor dir …

In den ersten Jahren wirst du es
mit deinen Eltern gemeinsam entdecken.
Ihr werdet die Sterne am Himmel zählen,
miteinander Blumen pflücken,
auf den Sonnenuntergang warten
und sehen, wie weit sich der Regenbogen spannt.

Später wirst du dein Leben selbst entdecken.
Dein Mut und deine Kraft,
deine ganze Aufmerksamkeit und Liebe
werden dem Leben gehören.

Dass es dir dafür sein schönstes Lächeln schenkt,
das wünsche ich dir.

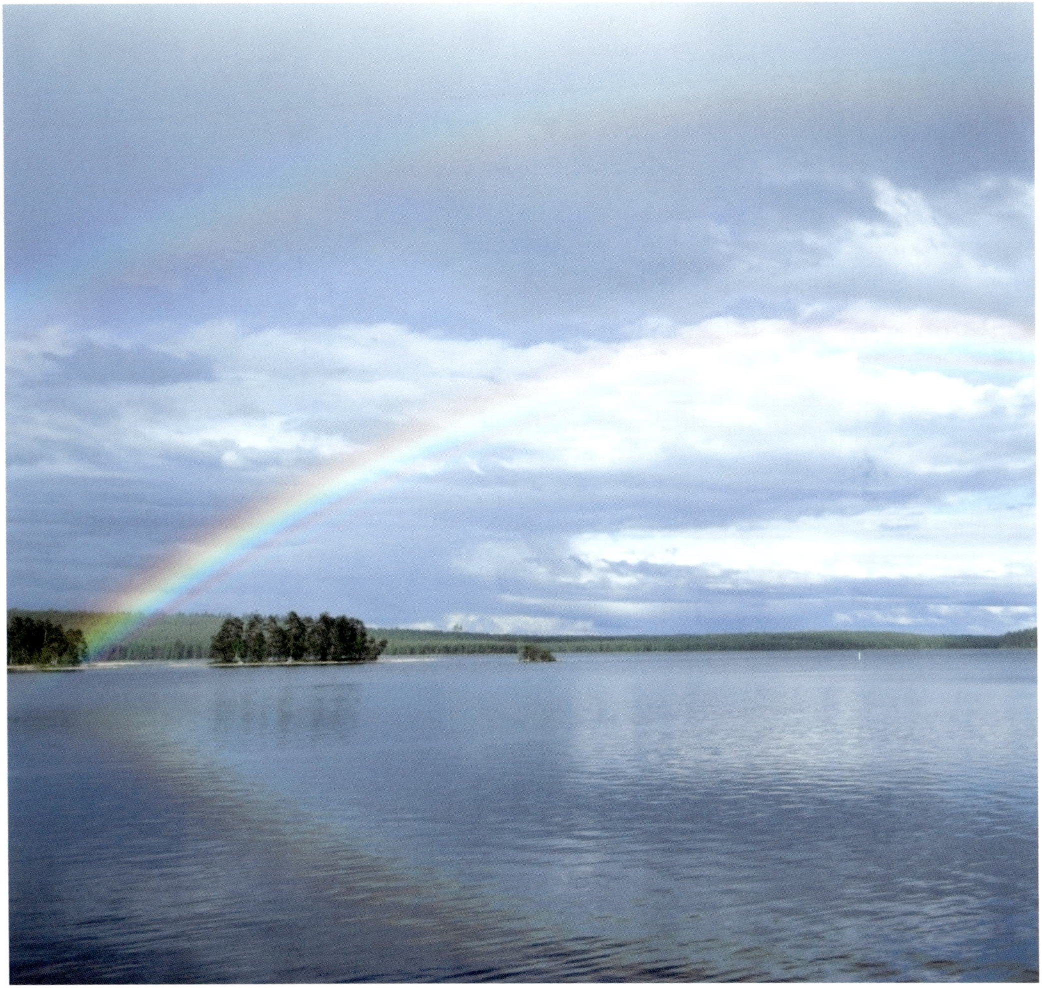

Wenn du später einmal dieses Buch
in die Hand nimmst und darin blätterst,

wenn du diesen ganz besonderen Zauber spürst,
der im Beginn des Lebens liegt,

dann wünsche ich dir,
dass du dir etwas von deinem Kindsein
im Herzen bewahrt hast und es auch
an andere weitergeben kannst.

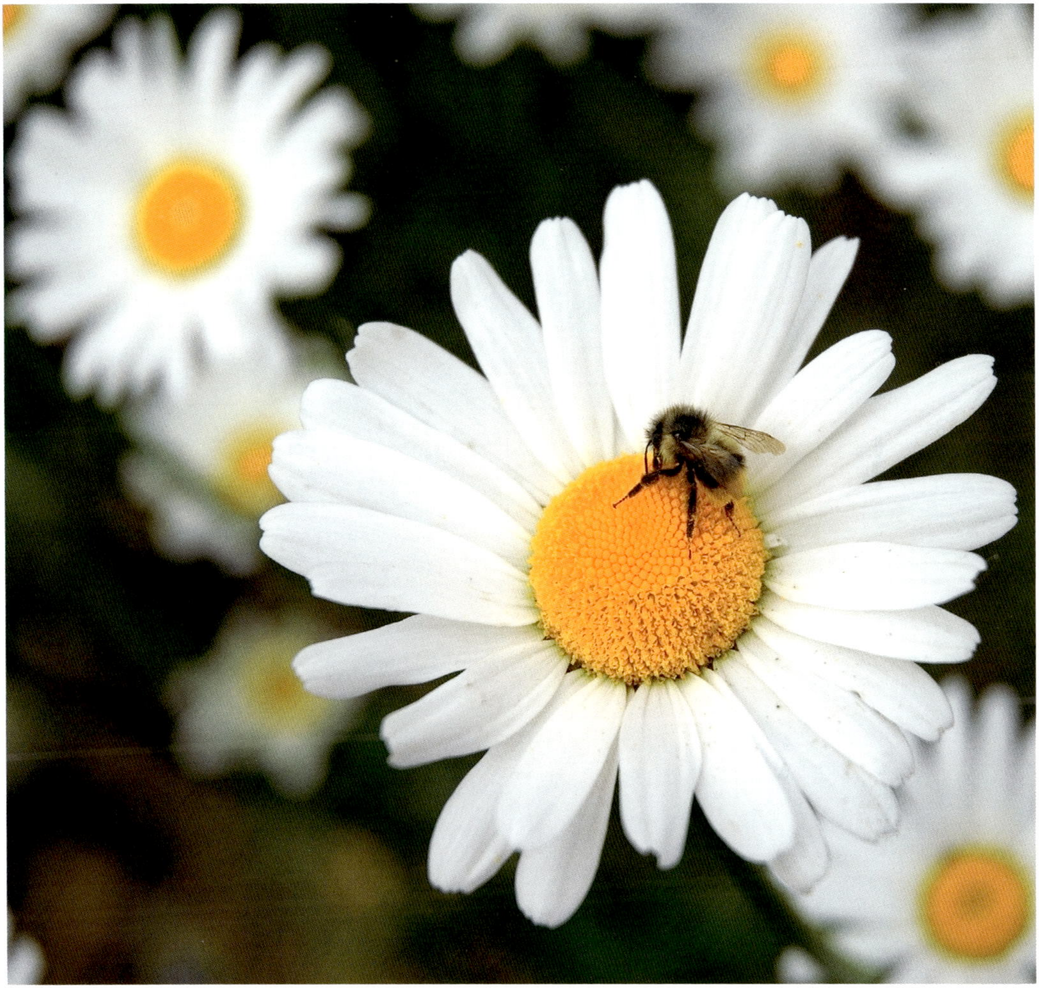

Von Herzen für dich

In dieser Reihe sind außerdem erschienen:

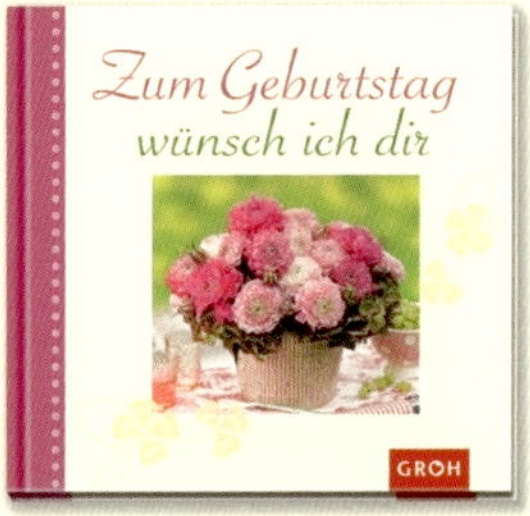

ZUM GEBURTSTAG WÜNSCH ICH DIR
ISBN 978-3-86713-378-4

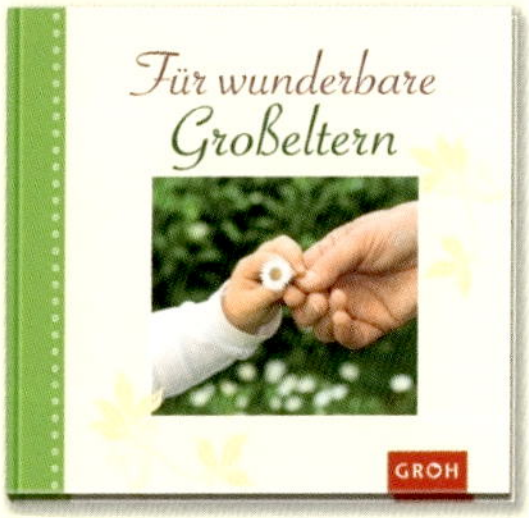

FÜR WUNDERBARE GROSSELTERN
ISBN 978-3-86713-214-5

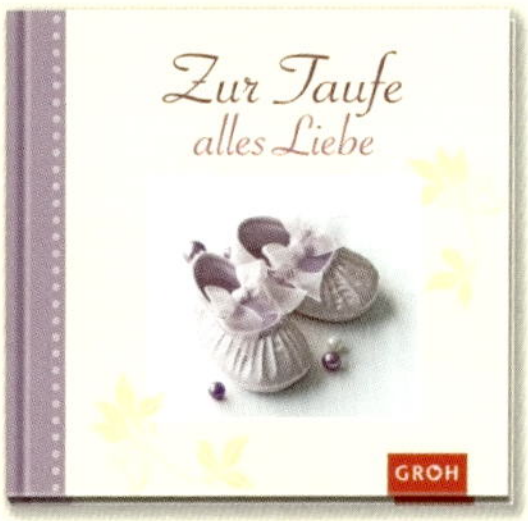

ZUR TAUFE ALLES LIEBE
ISBN 978-3-86713-377-7

Über die Autorin:
Irmgard Erath wurde 1944 in Sulz/Vorarlberg geboren. Zunächst galt ihr Interesse vor allem der italienischen Sprache und dem Zeichnen, bis sie zu ihrer ganz besonderen Begabung fand: dem Verfassen von Aphorismen und Prosatexten. Ihre erfolgreichen Bücher sind Ausdruck ihres liebevollen Einfühlungsvermögens und sprechen vielen Menschen aus dem Herzen.

Bildnachweis:
Titel: Hans Groh; S. 5: iStockphoto/Clint Scholz; S. 7: Michaela Brandl/Fotolia; S. 9: Angela/Fotolia; S. 11: Georg Popp; S. 13: Anita P Peppers/Fotolia; S. 15: iStockphoto/Jamey Ekins; S. 17: iStockphoto/digitalskillet; S. 19: iStockphoto/Michael Gaffney; S. 21 u. U4: Hans Groh; S. 23: bcpolley/fotolia; S. 25: iStockphoto/Drew Hadley; S. 27: Jenny Elia Pfeiffer/Corbis; S. 29: iStockphoto/Julie Fairman; S. 31: Tim Krieger; S. 33: Klaus Scholz; S. 35: Galyna Andrushko/Fotolia; S. 37: Wolfgang Dreyer; S. 39: Bernado Ertl/Fotolia; S. 41: Ulrike Ogan; S. 43: Klaus u. Dorle Scholz; S. 45: iStockphoto/anssin ruuska; S. 47: iStockphoto/Fielding Piepereit.

Textnachweis:
Wir danken allen Autoren bzw. deren Erben, die uns freundlicherweise die Erlaubnis zum Abdruck der Aphorismen erteilt haben.

ISBN 978-3-86713-429-3

107013-4355-03

Ein Lächeln schenken

Geschenke sollen ein Lächeln auf Gesichter zaubern und die Welt für einen Moment zum Stehen bringen. Für diesen Augenblick entwickeln wir mit viel Liebe immer neue GROH-Geschenke, die berühren.

In ihrer großen Themenvielfalt und der besonderen Verbindung von Sprache und Bild bewahren sie etwas sehr Persönliches.

Den Menschen Freude zu bereiten und ein Lächeln zu schenken, das ist unser Ziel seit 1928.

Ihr

GROH